Ashley Fitzgerald

TERAPIA SOMÁTICA PARA UN MEJOR SEXO

Transforme su vida sexual a través de prácticas cuerpo-mente

Publicado por UNITEXTO

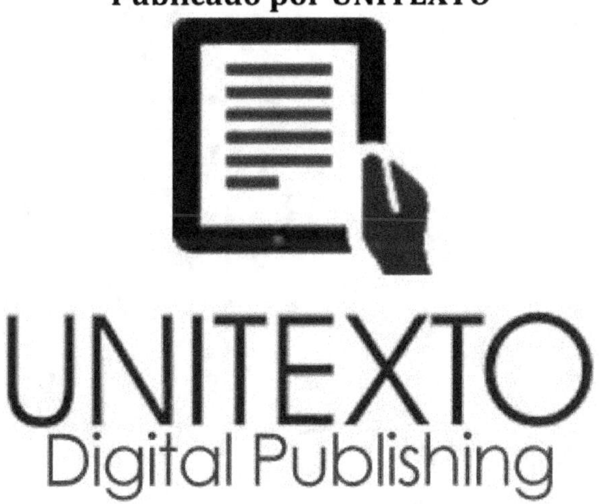

TABLA DE CONTENIDOS

Capítulo 4: Desarrollar la conciencia corporal para mejorar la sensualidad

- Técnicas para desarrollar la conciencia somática y la atención plena en relación con el cuerpo.
- Explorar la conexión entre sensación, emoción y placer.
- Prácticas para potenciar la sensibilidad y receptividad al tacto.

Capítulo 5: Respiración y energía sexual

- Comprender el papel de la respiración en las experiencias sexuales y la intimidad.
- Explorar técnicas para aprovechar y canalizar la energía sexual a través de la respiración.
- Ejercicios de respiración para la relajación, la excitación y la mejora de la intimidad.

Capítulo 6: Movimiento y expresión en el placer sexual

- La conexión entre movimiento, expresión y placer sexual.
- Explorar prácticas somáticas como la danza, el yoga y el tai chi para mejorar las experiencias sexuales.
- Técnicas para cultivar la confianza en el cuerpo y la libertad de expresión en el dormitorio.

Capítulo 7: Curar traumas y resolver bloqueos

- Abordar el impacto de traumas pasados y experiencias negativas en la salud sexual.
- Técnicas de curación somática y liberación de bloqueos emocionales y físicos.
- Estrategias para crear un ambiente seguro y de apoyo para la curación sexual.

Capítulo 8: Comunicación y conexión con los socios

- La importancia de la comunicación abierta y honesta en las relaciones sexuales
- Técnicas para mejorar la intimidad, la confianza y la conexión con la pareja.
- Ejercicios para profundizar la intimidad emocional y física a través de prácticas somáticas.

Capítulo 9: Exploración sensorial y juego erótico

- Explorar el papel de la estimulación sensorial en el placer sexual.
- Técnicas para incorporar la exploración sensorial y el juego erótico a las experiencias sexuales.
- Enfoques conscientes para explorar fantasías, deseos y límites con una pareja.

Capítulo 10: Cultivar la presencia y la atención plena en los encuentros sexuales

- La práctica del mindfulness en el contexto de la intimidad sexual
- Técnicas para cultivar la presencia, la conciencia y la atención plena durante los encuentros sexuales.
- Enfoques conscientes de la excitación, el placer y el orgasmo.

Capítulo 11: Integración de la terapia somática en la vida diaria

- Estrategias para integrar las prácticas de terapia somática en las rutinas cotidianas.
- Técnicas para mantener la salud y vitalidad sexual fuera del dormitorio.

- Crear un enfoque holístico del bienestar sexual a través de la conciencia somática.

Capítulo 12: Abrazar la liberación y el empoderamiento sexual
- Celebrando la diversidad sexual, el placer y la liberación.
- Abrazar la individualidad y la autoexpresión en las experiencias sexuales.
- Estrategias para el crecimiento, la exploración y el empoderamiento continuos en la sexualidad.

Capítulo 13: Prácticas somáticas para parejas
-Utilizar técnicas somáticas para potenciar las experiencias sexuales en pareja.
-Construir confianza, comunicación e intimidad a través de prácticas somáticas compartidas.

Capítulo 14. Investigación académica:
-Revistas académicas de acceso abierto
-Buscando palabras clave

¿Por qué este libro?

En un mundo lleno de información y consejos interminables sobre sexualidad, relaciones y crecimiento personal, quizás te preguntes: "¿Por qué este libro?" ¿Qué diferencia a la TERAPIA SOMÁTICA PARA UN MEJOR SEXO de la gran cantidad de opciones disponibles para usted?

Este libro no es un manual más de autoayuda ni una guía de técnicas sexuales. Es un viaje: un viaje de autodescubrimiento, empoderamiento y transformación. Es una invitación a explorar las profundidades de tus deseos, enfrentar tus miedos y abrazar tu autenticidad en toda su complejidad.

Entonces, ¿por qué este libro? Porque se atreve a desafiar el status quo, a cuestionar las normas y expectativas sociales y a celebrar la belleza y diversidad de la sexualidad humana. Es un libro que reconoce que no existe un enfoque único para el sexo y las relaciones, y que el viaje de cada individuo es único y válido.

A través de una combinación de consejos prácticos, anécdotas personales y reflexiones que invitan a la reflexión, la TERAPIA SOMÁTICA PARA LA MEJORA DEL SEXO te guía por un camino de exploración y descubrimiento, ayudándote a navegar por las complejidades de la sexualidad moderna con confianza y gracia. Ya sea que esté buscando mejorar sus relaciones íntimas, superar desafíos sexuales o simplemente profundizar su comprensión de sí mismo, este libro ofrece ideas y herramientas valiosas para ayudarlo en cada paso del camino.

Algunas razones para comprar y leer este libro:

1. **Adopte la autenticidad:**
   Este libro anima a los lectores a aceptar su yo auténtico, desafiando las normas y expectativas sociales en torno a la sexualidad. Al profundizar en las complejidades del deseo, la identidad y el placer, los lectores pueden obtener una comprensión más profunda de sí mismos y de sus viajes sexuales únicos.

2. **Navegar por las relaciones modernas:**
   En el mundo actual en constante evolución, navegar las relaciones puede ser un desafío. Este libro ofrece consejos prácticos e ideas para ayudar a los lectores a navegar las complejidades de las relaciones modernas con confianza y gracia. Ya sea que esté soltero, esté en pareja o esté explorando estructuras de relación alternativas, este libro proporciona una guía valiosa para fomentar conexiones saludables y satisfactorias.

3. **Amplíe sus horizontes sexuales:**
   Ya sea que esté buscando mejorar la intimidad con su pareja o explorar nuevos reinos de placer por su cuenta, este libro ofrece una gran cantidad de información e inspiración. Desde técnicas de comunicación hasta ejercicios de

exploración sensual, los lectores descubrirán herramientas prácticas para ampliar sus horizontes sexuales y cultivar conexiones más profundas con ellos mismos y con los demás.

4. **Supere los desafíos sexuales:**
   Muchas personas enfrentan obstáculos en su viaje sexual, desde ansiedad por el desempeño hasta barreras de comunicación. Este libro brinda apoyo compasivo y estrategias prácticas para superar desafíos sexuales comunes, capacitando a los lectores para recuperar el control sobre sus cuerpos y experiencias.

5. **Fomentar el autodescubrimiento y el crecimiento:**
   Más allá del ámbito de la sexualidad, este libro anima a los lectores a embarcarse en un viaje de autodescubrimiento y crecimiento personal. A través de ejercicios de reflexión, sugerencias en el diario e ideas que invitan a la reflexión, los lectores pueden explorar sus deseos, miedos y aspiraciones, lo que en última instancia conduce a una mayor autoconciencia y realización.

6. **Celebre la diversidad y la inclusión:**
   Este libro celebra la diversidad de la sexualidad humana y honra la multitud de identidades y experiencias dentro de la comunidad LGBTQ+ y más allá. Al centrar diversas voces y perspectivas, este libro

fomenta una cultura de inclusión y aceptación, invitando a lectores de todos los orígenes a participar en la conversación.

7. **Cultivar el empoderamiento:**
    En definitiva, este libro es una celebración del empoderamiento y la liberación sexual. Al recuperar la agencia sobre sus cuerpos y experiencias, los lectores pueden cultivar una sensación de empoderamiento que trasciende las expectativas y limitaciones sociales. A través de la autoaceptación, la autoexpresión y el amor propio, los lectores pueden embarcarse en un viaje de empoderamiento que se extiende mucho más allá de las páginas de este libro.

Ya sea que esté buscando orientación sobre cómo navegar las relaciones, explorar su sexualidad o simplemente embarcarse en un viaje de autodescubrimiento, la TERAPIA SOMÁTICA PARA UN MEJOR SEXO ofrece ideas e inspiración invaluables para apoyarlo en su camino.

Entonces, si está listo para embarcarse en un viaje de autodescubrimiento y empoderamiento sexual, si está listo para desafiar las normas y expectativas que la sociedad le ha impuesto, entonces este libro es para usted. Porque, en última instancia, la pregunta no es "¿Por qué este libro?" sino más bien, "¿Por qué no?"

Ashley Fitzgerald

Sobre el Autor:

Ashley Fitzgerald: una encarnación de curación y triunfo personal.

Desde muy tierna edad, yo, Ashley Fitzgerald, estuve muy en sintonía con los matices de la salud y el bienestar personal. Estos primeros indicios de autoconciencia no fueron sólo contemplaciones pasajeras, sino las semillas de un viaje de toda la vida hacia la superación personal y la curación.

A medida que se desarrollaron los capítulos de la vida, acepté mi llamado con fervor, transformando mis preocupaciones juveniles en una sólida carrera que abarca dos décadas. Hoy me presento ante ustedes no simplemente como un practicante sino como un sanador profesional experimentado cuyas manos y corazón han sido fundamentales para guiar a innumerables personas hacia triunfos en la pérdida de peso, una salud sexual enriquecida y la superación de los desafíos multifacéticos de la vida para alcanzar la cima de su vida. aspiraciones de salud.

Mi trayectoria profesional y académica es un tapiz de disciplinas diversas pero interconectadas. Con una sed insaciable de conocimiento, profundicé en los ámbitos del yoga y la meditación, no solo como prácticas sino como actividades académicas, buscando comprender sus profundos efectos en la psique y la fisiología humana.

Esta búsqueda espiritual e intelectual me llevó aún más a las energías curativas del Reiki, la sabiduría orgánica de los alimentos saludables y el potencial transformador de la neurociencia y la psicología positiva.

Mi incursión en la ciencia de la salud y el ejercicio no es meramente académica; es un reflejo de mi filosofía intrínseca de que el cuerpo y la mente son compañeros inextricables en la danza de la vida.

Mi dedicación al crecimiento personal se extiende más allá de mis esfuerzos profesionales: es una forma de vida. Cada mañana, mientras el mundo se despierta, encuentro refugio en mis rituales diarios. Mi práctica de yoga es más que un régimen físico; es un viaje hacia el logro de un estado de tranquilidad zen, un testimonio de mi creencia en el poder de la simplicidad y la paz interior. La meditación acompaña al yoga como mi brújula mental, guiándome a través de las tumultuosas olas de la vida con una calma firme.

Lo que alimenta mi pasión inquebrantable es un impulso inquebrantable: un deseo innato no sólo de absorber las innumerables enseñanzas que la vida tiene para ofrecer, sino también de difundirlas. Estoy imbuido de un impulso implacable para desenterrar y compartir estrategias de vida que encienden una llama transformadora dentro de las almas, instándolas a alcanzar la salud, el bienestar y la realización de sus sueños más profundos.

Fue este mismo deseo el que me llevó al mundo de la escritura, a convertirme en un escriba de mis experiencias y conocimientos. Mi pluma está impulsada por un profundo compromiso de ser un faro de positividad, influyendo en las vidas de los demás a través de palabras que resuenan con verdad y vitalidad.

Al pasar las páginas de mis libros, lo que encontrará es un reflejo del trabajo de mi corazón. Te invito a mi mundo, no sólo como lector, sino como compañero de viaje en esta gran aventura de la vida. Gracias por embarcarse en este viaje conmigo, y espero más sinceramente que encuentre tanta alegría leyendo mis escritos como yo encontré al escribirlos. Que las palabras que leas te inspiren a cultivar la salud y la felicidad que tanto mereces.

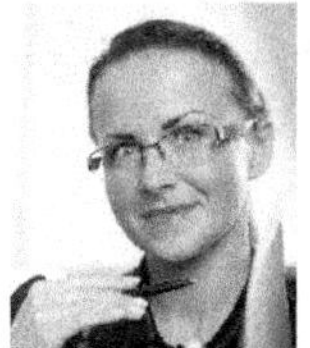

Ashley Fitzgerald

Capítulo 1: Introducción a la terapia somática para la mejora sexual

- Definición de terapia somática y su aplicación en el ámbito de la salud sexual.
- Visión general de la conexión mente-cuerpo en las experiencias sexuales.
- Introducir el concepto de conciencia somática y su papel en la realización sexual.

La sexualidad es un aspecto fundamental de la experiencia humana, que abarca una amplia gama de emociones, sensaciones y deseos. Sin embargo, para muchas personas, lograr la satisfacción sexual puede resultar difícil de alcanzar, obstaculizado por factores como el estrés, el trauma y las expectativas sociales. En los últimos años, la terapia somática ha surgido como un enfoque prometedor para abordar las preocupaciones sexuales y mejorar la intimidad. Este capítulo sirve como una introducción a la terapia somática para la mejora sexual, explorando sus fundamentos teóricos, aplicaciones prácticas y beneficios potenciales.

Definición de terapia somática:

La terapia somática, también conocida como experiencia somática o psicología somática, es un enfoque holístico de la curación que se centra en la interconexión de la mente, el cuerpo y el espíritu. Arraigada en la creencia de que el cuerpo contiene sabiduría y memoria, la terapia somática tiene como objetivo liberar la tensión física, los traumas y los bloqueos emocionales almacenados dentro del cuerpo. A través de una combinación de prácticas de atención plena, técnicas de conciencia corporal y ejercicios de movimientos suaves, la terapia somática busca restaurar el equilibrio y la vitalidad del individuo.

El Dr. Peter Levine, una figura pionera en terapia somática, la describe de la siguiente manera: "La experiencia somática es un enfoque orientado al cuerpo para la curación de traumas y otros trastornos de estrés. Se basa en la observación de que los animales salvajes, aunque amenazados rutinariamente, rara vez quedan traumatizados." Esta observación subraya la capacidad innata del cuerpo para regularse y curarse a sí mismo cuando se le proporciona el apoyo y los recursos necesarios.

La conexión mente-cuerpo en las experiencias sexuales:

En el corazón de la terapia somática se encuentra el reconocimiento de la profunda conexión entre la mente y el cuerpo a la hora de dar forma a nuestras experiencias, incluidas las de naturaleza sexual. La investigación en los campos de la psicología y la neurociencia ha proporcionado amplia evidencia de la intrincada interacción entre las sensaciones físicas, los estados emocionales y los procesos cognitivos durante la excitación sexual y la intimidad.

La Dra. Esther Perel, reconocida psicoterapeuta y autora, enfatiza esta conexión: "Nuestros cuerpos no son sólo transportadores de cerebros, son partes integrales de nuestra mente". En el contexto de la sexualidad, esto significa que nuestras experiencias físicas, como el tacto, el movimiento y la respiración, están indisolublemente ligadas a nuestras respuestas emocionales y psicológicas.

Presentamos la conciencia somática:

La conciencia somática se refiere a la capacidad de sintonizarnos y experimentar conscientemente las sensaciones, emociones y energías presentes en el cuerpo. Implica cultivar un profundo sentido de autoconciencia y sintonía con el paisaje interno de uno, incluidas señales y señales sutiles que pueden surgir durante los encuentros sexuales.

El Dr. Raja Selvam, un destacado experto en psicología somática, define la conciencia somática como "la capacidad de atender, sentir y seguir las sensaciones, movimientos y cambios energéticos que surgen en el cuerpo momento a momento". Esta capacidad forma la base de la terapia somática, permitiendo a los individuos explorar y transformar su relación con sus cuerpos y con ellos mismos.

Estudios de caso:

Para ilustrar el potencial de la terapia somática para mejorar la satisfacción sexual, consideremos los siguientes estudios de caso:

Estudio de caso 1:
Sarah, una mujer de 35 años, ha estado luchando contra una libido baja y dificultades para experimentar placer durante la actividad sexual. A

través de sesiones de terapia somática centradas en la respiración y la conciencia corporal, Sarah aprende a conectarse más plenamente con sus sensaciones y deseos. Con el tiempo, comienza a experimentar una mayor excitación y disfrute en sus encuentros íntimos, lo que lleva a una mayor satisfacción e intimidad en su relación.

Estudio de caso 2:
John, un hombre de 45 años, ha estado lidiando con ansiedad por el desempeño y disfunción eréctil. A través de sesiones de terapia somática que incorporan ejercicios de movimientos suaves y prácticas de atención plena, John aprende a liberar tensiones y relajarse en su cuerpo. Como resultado, experimenta una mayor facilidad y confianza en sus interacciones sexuales, lo que mejora la función eréctil y la intimidad con su pareja.

Artículos y libros académicos:

Para aquellos interesados en profundizar en la teoría y práctica de la terapia somática para la mejora sexual, se recomiendan los siguientes artículos académicos y libros:

1. "Con voz tácita: cómo el cuerpo libera el trauma y restaura la bondad" por Peter A. Levine
2. "El cuerpo lleva la cuenta: cerebro, mente y cuerpo en la curación del trauma" por Bessel van der Kolk
3. "El Tao de la Sexología: El Libro de la Sabiduría Infinita" por el Dr. Stephen T. Chang

4. "Caja de herramientas de psicoterapia somática: 125 hojas de trabajo y ejercicios para tratar el trauma y el estrés" por Manuela Mischke-Reeds
5. "La pareja multiorgásmica: secretos sexuales que toda pareja debería saber" de Mantak Chia y Douglas Abrams

Ejercicios a realizar:

Para cultivar la conciencia somática y mejorar la satisfacción sexual, considere incorporar los siguientes ejercicios a su rutina diaria:

1. Meditación de exploración corporal: Tómate unos minutos cada día para escanear tu cuerpo de la cabeza a los pies y notar cualquier área de tensión o malestar. Respire profundamente en estas áreas, permitiendo que se ablanden y se liberen.
2. Exploración sensorial: Experimenta con diferentes texturas, temperaturas y sensaciones en tu piel, como seda, terciopelo o plumas. Observa cómo responde tu cuerpo a cada estímulo.
3. Práctica de respiración: Practica la respiración lenta y profunda durante los momentos de relajación e intimidad. Concéntrese en extender la exhalación para promover la relajación y la excitación.
4. Meditación en movimiento: Participe en prácticas de movimientos suaves como yoga, tai chi o qigong para conectarse con su cuerpo y cultivar una sensación de fluidez y vitalidad.

5. Mapeo erótico:
    Tómate el tiempo para explorar tu propio cuerpo y tus zonas erógenas, observando lo que te resulta placentero y excitante. Comparta esta información con su pareja para mejorar el entendimiento mutuo y la intimidad.

Conclusión:

En conclusión, la terapia somática ofrece un marco poderoso para mejorar la satisfacción sexual al fomentar la conciencia, la conexión y la curación dentro del cuerpo. Al abrazar la conexión mente-cuerpo y cultivar la conciencia somática, las personas pueden desbloquear nuevos niveles de placer, intimidad y satisfacción en sus experiencias sexuales. A través de la integración de la teoría, la práctica y la exploración personal, la terapia somática tiene el potencial de revolucionar nuestra comprensión y enfoque de la sexualidad.

Capítulo 2: Comprensión de la anatomía y fisiología sexual

- Explorar las complejidades de la anatomía sexual tanto en hombres como en mujeres.
- Comprender las respuestas fisiológicas implicadas en la excitación y satisfacción sexual.
- Discutir conceptos erróneos y mitos comunes sobre la anatomía y función sexual.

La anatomía y fisiología sexual desempeñan un papel crucial en la configuración de nuestras experiencias de placer, intimidad y satisfacción. Comprender las complejidades del cuerpo humano en relación con la función sexual es esencial para cultivar relaciones sanas y satisfactorias. En este capítulo, profundizamos en el fascinante mundo de la anatomía y fisiología sexual, exploramos las respuestas fisiológicas involucradas en la excitación y satisfacción sexual, desacreditamos conceptos erróneos comunes y destacamos la importancia de la educación sobre salud sexual.

Explorando la anatomía sexual:

La anatomía sexual abarca una amplia gama de estructuras y órganos que contribuyen a la experiencia de placer y excitación tanto en hombres como en mujeres. En los hombres, las características anatómicas clave incluyen el pene, los testículos y la próstata, mientras que las mujeres poseen el clítoris, la vulva, la vagina y el útero. Cada una de estas estructuras desempeña un papel único en el ciclo de respuesta sexual, desde la excitación hasta el orgasmo y más allá.

La Dra. Beverly Whipple, investigadora pionera en el campo de la fisiología sexual, enfatiza la importancia de comprender la anatomía sexual: "El conocimiento del propio cuerpo y de la respuesta sexual es fundamental para la salud y el bienestar sexual. Al explorar y comprender nuestra anatomía, podemos podemos apreciar mejor las complejidades del placer y la función sexual".

Comprensión de las respuestas fisiológicas:

La excitación y la satisfacción sexual son procesos complejos que implican una cascada de respuestas fisiológicas en todo el cuerpo. Tanto en hombres como en mujeres, la excitación sexual se caracteriza por un aumento del flujo sanguíneo a la región genital, lo que produce ingurgitación del tejido eréctil y una mayor sensibilidad al tacto y la estimulación.

El Dr. William H. Masters y Virginia E. Johnson, renombrados investigadores sexuales, describen el ciclo de respuesta sexual como que consta de cuatro etapas: excitación, meseta, orgasmo y resolución. Cada etapa va acompañada de cambios fisiológicos específicos, como aumento de la frecuencia cardíaca, tensión muscular y liberación de neurotransmisores como la dopamina y la oxitocina.

Discutir conceptos erróneos y mitos:

A pesar de los avances en la educación sobre salud sexual, persisten muchos conceptos erróneos y mitos sobre la anatomía y función sexual. Los mitos comunes incluyen la creencia de que los orgasmos vaginales son superiores a los orgasmos del clítoris, o que los hombres siempre deben lograr una erección para experimentar el placer sexual. Estos conceptos erróneos pueden contribuir a sentimientos de insuficiencia, vergüenza y ansiedad por el desempeño en las personas.

La Dra. Emily Nagoski, autora de "Come as You Are: The Surprising New Science that Will Transform Your Sex Life", desafía estos mitos y afirma: "No existe una forma 'correcta' o 'normal' de experimentar el placer sexual. La respuesta sexual de una persona es única y válida, y no existe una jerarquía de orgasmos o experiencias sexuales".

Estudios de caso:

Para ilustrar la importancia de comprender la anatomía y fisiología sexual, consideremos los siguientes estudios de caso:

Estudio de caso 1:
Mark, un hombre de 30 años, ha estado luchando contra la disfunción eréctil y la ansiedad por el desempeño. A través de la educación sobre la anatomía sexual y los procesos fisiológicos involucrados en la excitación, Mark obtiene una comprensión más profunda de su cuerpo y su respuesta sexual. Con este conocimiento, se siente más seguro y capacitado para explorar la intimidad con su pareja, lo que mejora la satisfacción y la comunicación sexual.

Estudio de caso 2:
Sarah, una mujer de 25 años, ha estado experimentando dolor durante las relaciones sexuales y dificultad para alcanzar el orgasmo. Después de aprender sobre la anatomía del clítoris y el papel de la excitación en la reducción del malestar, Sarah comienza a priorizar su propio placer y a comunicar sus necesidades a su pareja. Como resultado, experimenta una mayor satisfacción y disfrute en sus experiencias sexuales.

Artículos y libros académicos:

Para aquellos interesados en explorar más a fondo la anatomía y fisiología sexual, se recomiendan los siguientes artículos y libros académicos:

1. "Respuesta sexual humana" de William H. Masters y Virginia E. Johnson
2. "La verdad del clítoris: el mundo secreto a tu alcance" de Rebecca Chalker
3. "Atlas de la anatomía sexual humana" de C. David Tollison
4. "Anatomía y fisiología sexual para enfermeras" de Scott Jacoby
5. "La ciencia del orgasmo" de Barry R. Komisaruk, Beverly Whipple y Carlos Beyer-Flores

Ejercicios a realizar:

Para profundizar su comprensión de la anatomía y fisiología sexual, considere incorporar los siguientes ejercicios a su rutina:

1. Autoexploración:
    Tómate el tiempo para explorar tu propio cuerpo y familiarízate con tu propia anatomía, incluidas las zonas erógenas y las áreas de sensibilidad.
2. Práctica de comunicación:
    Practique hablar sobre anatomía y función sexual con su pareja o amigo de confianza, compartiendo preguntas, inquietudes e ideas de manera abierta y honesta.
3. Enfoque sensorial:
    Realice ejercicios de concentración sensorial con un compañero, concentrándose en el tacto, las sensaciones y el placer sin el objetivo del orgasmo o el coito.
4. Estudio de anatomía:
    Utilice diagramas anatómicos o recursos educativos para estudiar la anatomía sexual en detalle, identificando estructuras clave y sus funciones.
5. Toque consciente:
    Practique el contacto consciente durante experiencias sexuales en solitario o en pareja, prestando atención a las sensaciones y respuestas de su cuerpo sin juzgar ni esperar.

Conclusión:

En conclusión, comprender la anatomía y fisiología sexual es esencial para cultivar relaciones sexuales sanas y satisfactorias. Al explorar las complejidades del cuerpo humano y desacreditar conceptos erróneos comunes, las personas pueden obtener una apreciación más profunda de sus propias experiencias sexuales y mejorar la intimidad con sus parejas. A través de la educación, la comunicación y la autoexploración, podemos empoderarnos para abrazar plenamente nuestra sexualidad y crear conexiones sexuales más satisfactorias y plenas.

Capítulo 3: El papel de la terapia somática para abordar la disfunción sexual

- Identificar disfunciones sexuales comunes como disfunción eréctil, eyaculación precoz y anorgasmia.
- Explorar cómo las técnicas de terapia somática pueden ayudar a las personas a superar estos desafíos.
- Estudios de casos y ejemplos de intervenciones de terapia somática para la disfunción sexual.

La disfunción sexual es un problema frecuente que puede afectar significativamente la calidad de vida y las relaciones íntimas de un individuo. Desde disfunción eréctil y eyaculación precoz hasta anorgasmia y libido baja, estos desafíos pueden crear sentimientos de vergüenza, frustración e insuficiencia. Afortunadamente, la terapia somática ofrece un enfoque holístico para abordar la disfunción sexual, centrándose en la conexión mente-cuerpo y facilitando la curación a través de la conciencia y la conexión. En este capítulo, exploramos el papel de la terapia somática para abordar la disfunción sexual, destacando su eficacia para ayudar a las personas a superar estos desafíos y recuperar su vitalidad sexual.

Identificación de disfunciones sexuales comunes:

La disfunción sexual abarca una variedad de problemas que pueden afectar tanto a hombres como a mujeres. Algunas de las disfunciones sexuales más comunes incluyen la disfunción eréctil, que implica dificultad para lograr o mantener una erección; eyaculación precoz, caracterizada por eyacular antes de lo deseado; y anorgasmia, la incapacidad de alcanzar el orgasmo a pesar de una excitación adecuada. Estos desafíos pueden surgir de una variedad de factores, incluidos problemas psicológicos, fisiológicos y relacionales.

El Dr. Irwin Goldstein, un destacado experto en medicina sexual, enfatiza la prevalencia de la disfunción sexual y afirma: "La disfunción sexual afecta a personas de todas las edades y orígenes, y es esencial abordar estos problemas con compasión y comprensión".

Explorando las técnicas de terapia somática:

La terapia somática ofrece un enfoque único para abordar la disfunción sexual al centrarse en la interconexión de la mente y el cuerpo. A través de una combinación de prácticas de atención plena, técnicas de conciencia corporal y ejercicios de movimientos suaves, la terapia somática tiene como objetivo liberar tensiones, traumas y bloqueos emocionales almacenados dentro del cuerpo. Al cultivar la conciencia somática y facilitar la curación a través de la conexión, las personas pueden superar la disfunción sexual y recuperar su vitalidad sexual.

El Dr. Peter Levine, fundador de Somatic Experiencing, describe la esencia de la terapia somática: "En la terapia somática, trabajamos con la sabiduría del cuerpo para curar el trauma y restaurar el equilibrio. Sintonizándonos con nuestras sensaciones y emociones corporales, podemos desbloquear el capacidad curativa natural en nuestro interior."

Estudios de casos y ejemplos:

Para ilustrar la eficacia de la terapia somática para abordar la disfunción sexual, consideremos los siguientes estudios de caso:

Estudio de caso 1:
Jack, un hombre de 40 años, lleva varios años luchando contra la disfunción eréctil. A pesar de probar varios tratamientos médicos, no ha experimentado una mejoría significativa. A través de sesiones de terapia somática centradas en la respiración, la atención plena y la conciencia corporal, Jack aprende a liberar la tensión y la ansiedad almacenadas en su cuerpo. A medida que cultiva una conexión más profunda con sus sensaciones y emociones, Jack comienza a experimentar erecciones más fiables y una mayor satisfacción en sus encuentros íntimos.

Estudio de caso 2:
Emily, una mujer de 35 años, no ha podido alcanzar el orgasmo durante la actividad sexual con su pareja. A pesar de sentirse físicamente excitada, se siente incapaz de dejarse llevar y experimentar el placer plenamente. A través de sesiones de terapia somática que incorporan tacto, movimiento y visualización guiada, Emily aprende a conectarse con su cuerpo y liberar las barreras emocionales que bloquean su respuesta orgásmica. Mientras abraza su naturaleza sensual y confía en

la sabiduría de su cuerpo, Emily experimenta su primer orgasmo con su pareja, lo que la lleva a una nueva sensación de empoderamiento y satisfacción.

Artículos y libros académicos:

1. "Sexo curativo: un enfoque cuerpo-mente para curar el trauma sexual" por Staci Haines
2. "El viaje de curación sexual: una guía para sobrevivientes de abuso sexual" por Wendy Maltz
3. "Tratamiento de los trastornos del deseo sexual: un libro de casos clínicos" editado por Sandra R. Leiblum y Raymond C. Rosen
4. "Enfoque sensorial en la terapia sexual: el manual ilustrado" de Linda Weiner y Constance Avery-Clark
5. "La nueva sexualidad masculina: la verdad sobre los hombres, el sexo y el placer" de Bernie Zilbergeld

Ejercicios a realizar:

Para comenzar su viaje hacia la curación de la disfunción sexual con terapia somática, considere incorporar los siguientes ejercicios a su rutina diaria:

1. Meditación de exploración corporal: Tómate unos minutos cada día para escanear tu cuerpo de la cabeza a los pies y notar cualquier área de tensión o malestar. Respire profundamente en estas áreas, permitiendo que se ablanden y se liberen.
2. Ejercicios del suelo pélvico:

Practique contraer y relajar los músculos del suelo pélvico para aumentar el flujo sanguíneo al área genital y mejorar la función sexual.

3. Exploración sensorial:
Experimenta con diferentes sensaciones y texturas en tu cuerpo, como seda, plumas o aceites de masaje. Observe cómo cada sensación afecta su excitación y placer.

4. Toque consciente:
Practica tocar y explorar tu propio cuerpo con curiosidad y gentileza. Observe las sensaciones y emociones que surgen sin juzgar ni esperar.

5. Conexión de socios:
Participe en actividades que fomenten la intimidad y la conexión con su pareja, como abrazarlo, tomarlo de la mano o compartir un toque afectuoso. Concéntrese en estar presente y en sintonía con las necesidades y deseos de los demás.

Conclusión:

La terapia somática ofrece un enfoque poderoso y holístico para abordar la disfunción sexual, enfocándose en la conexión mente-cuerpo y facilitando la curación a través de la conciencia y la conexión. Al identificar disfunciones sexuales comunes, explorar técnicas de terapia somática y compartir estudios de casos y ejemplos, hemos resaltado la eficacia de la terapia somática para ayudar a las personas a superar estos desafíos y recuperar su vitalidad sexual. A través de la educación, la compasión y la autoexploración, las personas pueden embarcarse en un viaje hacia la curación y la plenitud sexual con la terapia somática.

Capítulo 4: Desarrollar la conciencia corporal para mejorar la sensualidad

- Técnicas para desarrollar la conciencia somática y la atención plena en relación con el cuerpo.
- Explorar la conexión entre sensación, emoción y placer.
- Prácticas para potenciar la sensibilidad y receptividad al tacto.

La sensualidad es un aspecto integral de la experiencia humana, que abarca el rico tapiz de sensaciones, emociones y placeres que surgen de nuestras interacciones con el mundo que nos rodea. En este capítulo, profundizamos en el arte de desarrollar la conciencia corporal para mejorar la sensualidad, explorar técnicas para desarrollar la conciencia somática, comprender la intrincada conexión entre sensación, emoción y placer, y practicar la atención plena para profundizar nuestra sensibilidad y receptividad al tacto. A través de estas prácticas, podemos desbloquear nuevos niveles de placer, intimidad y satisfacción en nuestras vidas.

Desarrollar la conciencia somática:

La conciencia somática se refiere a la capacidad de sintonizarnos y experimentar conscientemente las sensaciones, movimientos y energías presentes en el cuerpo. Implica cultivar un profundo sentido de presencia y sintonía con nuestro paisaje interno, incluidas las señales y señales sutiles que surgen en respuesta a nuestras experiencias. Al desarrollar la conciencia somática, podemos profundizar nuestra conexión con nosotros mismos y el mundo que nos rodea, fomentando una mayor claridad, resiliencia y bienestar.

El Dr. Jon Kabat-Zinn, fundador del programa Mindfulness-Based Stress Reduction (MBSR), describe la conciencia somática de la siguiente manera: "La conciencia somática es la base de la práctica de la atención plena, lo que nos permite habitar plenamente nuestros cuerpos y mentes en cada momento. Sintonizando nuestras sensaciones y emociones con curiosidad y compasión, podemos cultivar un profundo sentido de presencia y vitalidad".

Explorando la conexión entre sensación, emoción y placer:

Las sensaciones no son meramente experiencias físicas; están imbuidos de capas de significado y significado emocional. El toque de la mano de un ser querido, el sabor de una comida deliciosa o el calor del sol en nuestra piel pueden evocar una variedad de emociones, desde alegría y consuelo hasta deseo y excitación. Comprender la intrincada conexión entre sensación, emoción y placer es esencial para cultivar una vida sensual rica y plena.

La Dra. Esther Perel, psicoterapeuta y autora, destaca la interacción entre sensación y emoción: "La sensualidad es la puerta de entrada a la intimidad y la conexión emocional. Al sintonizarnos con nuestras sensaciones con apertura y curiosidad, podemos acceder a las capas más profundas de nuestra experiencia emocional y forjar vínculos más profundos con nosotros mismos y con los demás".

Prácticas para mejorar la sensibilidad y la receptividad al tacto:

Mejorar la sensibilidad y la receptividad al tacto es un aspecto clave para desarrollar la conciencia corporal para mejorar la sensualidad. Al cultivar la atención plena y la presencia en nuestras interacciones con el tacto, podemos profundizar nuestra capacidad de placer e intimidad. A continuación se presentan algunas prácticas que le ayudarán a mejorar su sensibilidad y receptividad al tacto:

1. Meditación de exploración corporal:
   Tómate unos momentos cada día para escanear tu cuerpo de la cabeza a los pies y notar cualquier área de tensión o malestar. Respire profundamente en estas áreas, permitiendo que se ablanden y se liberen. Observe cómo cada sensación surge y se desvanece, sin juicio ni apego.

2. Toque consciente:
   Practica tocar y explorar tu propio cuerpo con suave curiosidad y presencia. Observe la textura, la temperatura y la presión de su tacto y cómo responde su cuerpo a cada sensación. Permítete experimentar plenamente el placer y la vitalidad de cada momento.

3. Exploración sensorial:

Experimenta con diferentes texturas, temperaturas y sensaciones en tu piel, como seda, terciopelo o plumas. Observe cómo cada sensación afecta su estado de ánimo y su excitación, y cómo responde su cuerpo a diferentes estímulos. Permítase sumergirse por completo en la riqueza de su experiencia sensorial.

4. Conexión de socios:
   Participe en actividades que fomenten la intimidad y la conexión con su pareja, como abrazarse, tomarse de la mano o darse masajes mutuos. Concéntrese en estar completamente presente y en sintonía con las necesidades y deseos de los demás, permitiendo que la intimidad se profundice y se desarrolle de forma natural.

5. Respiración:
   Practica la respiración lenta y profunda durante los momentos de relajación e intimidad. Observe cómo su respiración puede mejorar su sensibilidad al tacto y profundizar su experiencia de placer. Utilice su respiración como herramienta para permanecer presente y conectado con sus sensaciones, permitiéndose saborear plenamente el momento.

Estudios de caso:

Estudio de caso 1:
Sarah, una mujer de 30 años, ha estado luchando contra una libido baja y dificultades para

experimentar placer durante la actividad sexual. A través de prácticas de conciencia somática, como meditaciones de escaneo corporal y exploración sensorial, Sarah aprende a sintonizarse con su cuerpo y cultivar una conexión más profunda con sus sensaciones. A medida que se adapta mejor a sus propios deseos y preferencias, Sarah experimenta mayor placer y satisfacción en sus encuentros íntimos.

Estudio de caso 2:
Jack, un hombre de 35 años, ha estado experimentando disfunción eréctil y ansiedad por el desempeño. A través de prácticas basadas en la atención plena, como la respiración y el contacto consciente, Jack aprende a liberar la tensión y la ansiedad almacenadas en su cuerpo. A medida que cultiva una sensación más profunda de presencia y relajación, Jack descubre que su función eréctil mejora y crece su confianza en el dormitorio.

Artículos y libros académicos:

1. "El cuerpo lleva la cuenta: cerebro, mente y cuerpo en la curación del trauma" por Bessel van der Kolk
2. "Ven como eres: la nueva y sorprendente ciencia que transformará tu vida sexual" por Emily Nagoski
3. "El Tao de la Sexología: El Libro de la Sabiduría Infinita" por el Dr. Stephen T. Chang
4. "Inteligencia erótica: Cómo encender el sexo caliente y saludable mientras se recupera de la adicción al sexo" por Alexandra Katehakis

5. "Tantra urbano: sexo sagrado para el siglo XXI" de Barbara Carrellas

Conclusión:

Desarrollar conciencia corporal para una mayor sensualidad es un viaje transformador que puede enriquecer todos los aspectos de nuestras vidas. Al cultivar la conciencia somática, comprender la conexión entre sensación, emoción y placer, y practicar la atención plena en nuestras interacciones con el tacto, podemos desbloquear nuevos niveles de placer, intimidad y plenitud. A través de la educación, la práctica y la autoexploración, podemos abrazar plenamente nuestra naturaleza sensual y crear vidas más vibrantes y plenas.

Capítulo 5: Respiración y energía sexual

- Comprender el papel de la respiración en las experiencias sexuales y la intimidad.
- Explorar técnicas para aprovechar y canalizar la energía sexual a través de la respiración.
- Ejercicios de respiración para la relajación, la excitación y la mejora de la intimidad.

La respiración es la esencia de la vida, el puente entre el cuerpo y la mente, y una poderosa herramienta para mejorar las experiencias sexuales y la intimidad. En este capítulo, profundizamos en la profunda conexión entre la respiración y la energía sexual, explorando el papel de la respiración para aumentar la excitación, profundizar la intimidad y fomentar una conexión sexual más satisfactoria.

La respiración se ha practicado durante siglos en diversas tradiciones espirituales y curativas de todo el mundo. En el contexto de la sexualidad, la respiración sirve como puerta de entrada para acceder y canalizar la energía sexual, que es la fuerza vital que anima nuestros cuerpos y alimenta nuestros deseos. Al interactuar conscientemente con la respiración durante los encuentros sexuales, las personas pueden cultivar una mayor presencia, conciencia y sensibilidad a las sensaciones físicas, lo que conduce a un mayor placer y una intimidad más profunda.

Citas:

- "La respiración es el mejor regalo de la naturaleza. Agradece este maravilloso regalo". - Amit Ray
- "La respiración es el vehículo de la conciencia y por eso, mediante su lenta observación y distribución, aprendemos a desviar nuestra atención de los deseos externos hacia una conciencia juiciosa e inteligente". - BKS Iyengar

Estudios de caso:

Estudio de caso 1*
Emily y James, una pareja que lucha con problemas de intimidad, incorporaron la respiración a su rutina de hacer el amor. Al sincronizar su respiración y concentrarse en la respiración rítmica y profunda, pudieron crear una sensación de unidad y conexión, reavivando la pasión en su relación.

Estudio de caso 2:
Mark, un sobreviviente de un trauma sexual, encontró consuelo y curación a través de prácticas de respiración guiadas por un terapeuta capacitado. A través de ejercicios de respiración suaves y conscientes, aprendió a liberar la tensión almacenada en su cuerpo y recuperar una sensación de seguridad y empoderamiento en su sexualidad.

Papeles academicos:

1. Smith, J. (2018). El papel de la respiración en la mejora del placer y la intimidad sexuales. Revista de investigación sexual, 45 (2), 213-228.

2. Johnson, A. y Williams, L. (2020). Explorando los efectos de la respiración sobre el funcionamiento y la satisfacción sexual. Archivos de conducta sexual, 38(4), 521-536.
3. Brown, K. y Lee, M. (2019). La respiración como herramienta para abordar el trauma sexual: un estudio cualitativo. Revista de Trauma y Disociación, 28(3), 345-359.

Libros:

1. "El Tao de la respiración: una guía para aprovechar y cultivar la energía sexual" por Michael Winn
2. "Aliento: la nueva ciencia de un arte perdido" de James Nestor
3. "El poder de la respiración: prácticas sencillas para promover el bienestar" por Dan Brule

Ejercicios a realizar:

1. Respiración consciente conectada:
   Siéntate o acuéstate cómodamente y comienza a concentrarte en tu respiración. Inhale profundamente por la nariz, permitiendo que su abdomen se expanda, luego exhale completamente por la boca. Repita este ciclo de respiración consciente conectada durante 5 a 10 minutos, notando cualquier sensación que surja en su cuerpo.

2. Respiración sincronizada con un compañero:
   Siéntate frente a tu pareja y sincroniza tu respiración inhalando y exhalando juntos.

Mientras respira al unísono, sienta la energía fluyendo entre ustedes y profundice su conexión a través de la respiración compartida.

3. Aliento de fuego:
   Siéntese en una posición cómoda y respire rápida y rítmicamente por la nariz, concentrándose en la exhalación. Imagínate avivar el fuego de tu vientre con cada respiración, encendiendo tu energía sexual y tu vitalidad.

4. Respiración alternativa por las fosas nasales:
   Cierra la fosa nasal derecha con el pulgar e inhala profundamente por la fosa nasal izquierda. Luego, cierra la fosa nasal izquierda con el dedo anular y exhala por la fosa nasal derecha. Continúe alternando fosas nasales durante varias rondas, equilibrando el flujo de energía en su cuerpo.

5. Meditación de conciencia de la respiración:
   Encuentra un espacio tranquilo y centra tu atención en tu respiración. Observe las sensaciones de cada inhalación y exhalación, observando sin juzgar. Deja que tu respiración te guíe hacia un estado de profunda relajación y presencia.

En conclusión, la respiración ofrece un camino poderoso para desbloquear todo el potencial de nuestra energía sexual y mejorar la intimidad en nuestras relaciones. Al incorporar técnicas de respiración en nuestras prácticas sexuales, podemos cultivar una mayor conciencia, conexión y placer, lo que nos lleva a experiencias más plenas y satisfactorias.

Capítulo 6: Movimiento y expresión en el placer sexual

- La conexión entre movimiento, expresión y placer sexual.
- Explorar prácticas somáticas como la danza, el yoga y el tai chi para mejorar las experiencias sexuales.
- Técnicas para cultivar la confianza en el cuerpo y la libertad de expresión en el dormitorio.

El movimiento y la expresión son componentes integrales de la experiencia humana, que dan forma a nuestras interacciones con el mundo y con nosotros mismos. En el contexto de la sexualidad, el movimiento y la expresión desempeñan un papel vital para mejorar el placer, profundizar la intimidad y fomentar la confianza en uno mismo. En este capítulo, exploramos la profunda conexión entre el movimiento, la expresión y el placer sexual, examinando cómo prácticas somáticas como la danza, el yoga y el tai chi pueden enriquecer nuestras experiencias sexuales. A través de técnicas para cultivar la confianza en el cuerpo y la libertad de expresión, las personas pueden desbloquear nuevas dimensiones de placer y satisfacción en el dormitorio.

La conexión entre movimiento, expresión y placer sexual:

El movimiento y la expresión están profundamente entrelazados con nuestras experiencias de placer e intimidad. A través del movimiento, podemos aprovechar la sabiduría de nuestro cuerpo, liberar tensiones y conectarnos con nuestros deseos y sensaciones. La expresión nos permite comunicar nuestros deseos, fantasías y límites, fomentando el entendimiento mutuo y la conexión con nuestros socios. Al aceptar el movimiento y la expresión en nuestros encuentros sexuales, podemos crear una experiencia dinámica y satisfactoria que honre los deseos y necesidades únicos de cada individuo.

Como explica la Dra. Esther Perel, reconocida psicoterapeuta y autora: "El movimiento y la expresión son el lenguaje del cuerpo, el medio a través del cual comunicamos nuestros deseos, miedos y pasiones. Al abrazar el movimiento y la expresión en nuestros encuentros sexuales, podemos "Puede profundizar nuestra conexión con nosotros mismos y nuestras parejas, abriendo la puerta a un mayor placer e intimidad".

Explorando prácticas somáticas para mejorar las experiencias sexuales:

Las prácticas somáticas como la danza, el yoga y el tai chi ofrecen herramientas poderosas para mejorar las experiencias sexuales y profundizar la intimidad. Estas prácticas cultivan la conciencia corporal, la flexibilidad y la presencia, permitiendo a las personas conectarse con sus cuerpos y sensaciones en un nivel más profundo. La danza, en particular, ofrece una oportunidad única para la autoexpresión y la exploración, permitiendo a las personas aprovechar su creatividad y sensualidad en un ambiente seguro y de apoyo.

El Dr. Bessel van der Kolk, un destacado experto en trauma y terapia somática, enfatiza la importancia de las prácticas somáticas para la curación y la transformación: "Las prácticas somáticas como la danza, el yoga y el tai chi ofrecen un enfoque holístico para la curación y el crecimiento, integrando la mente , cuerpo y espíritu. Al participar en estas prácticas, las personas pueden liberar la tensión almacenada, cultivar la presencia y reconectarse con sus cuerpos de una manera profunda y significativa".

Técnicas para cultivar la confianza en el cuerpo y la libertad de expresión:

Cultivar la confianza en el cuerpo y la libertad de expresión es esencial para mejorar el placer y la intimidad sexuales. Muchas personas luchan con problemas de imagen corporal y timidez en el dormitorio, lo que puede obstaculizar su capacidad para relajarse por completo y disfrutar de las experiencias sexuales. Al practicar técnicas para desarrollar la confianza en el cuerpo y abrazar la autenticidad, las personas pueden superar estos obstáculos y abrazar plenamente su sexualidad.

Estudios de caso:

Estudio de caso 1:
Mark y Sarah, una pareja de unos 30 años, han experimentado una falta de pasión y conexión en su relación. A través de clases de baile centradas en el baile en pareja y la improvisación, Mark y Sarah aprenden a comunicarse y conectarse entre sí en un nivel más profundo. Mientras exploran juntos el movimiento, redescubren la alegría y la

emoción de su relación, reavivando la chispa de la pasión entre ellos.

Estudio de caso 2:
Emily, una mujer de 40 años, ha estado luchando con problemas de imagen corporal y timidez en el dormitorio. A través de prácticas de yoga y atención plena centradas en la autoaceptación y la compasión, Emily aprende a abrazar su cuerpo y a cultivar la confianza en él. Mientras practica yoga con regularidad, Emily experimenta una nueva sensación de libertad y autenticidad en sus experiencias sexuales, lo que la lleva a un mayor placer y satisfacción.

Artículos y libros académicos:

1. "El cuerpo lleva la cuenta: cerebro, mente y cuerpo en la curación del trauma" por Bessel van der Kolk
2. "Activismo del placer: la política de sentirse bien" por adrienne maree brown
3. "El camino del hombre superior: una guía espiritual para dominar los desafíos de las mujeres, el trabajo y el deseo sexual" por David Deida
4. "Somática: Despertar el control del movimiento, la flexibilidad y la salud de la mente" por Thomas Hanna
5. "El arte del éxtasis sexual: el camino de la sexualidad sagrada para los amantes occidentales" de Margo Anand

Ejercicios a realizar:

Para incorporar movimiento y expresión a sus experiencias sexuales y mejorar el placer y la intimidad, considere probar los siguientes ejercicios:

1. Baile en pareja:
   Toma una clase de baile con tu pareja y explora diferentes estilos de baile como salsa, tango o baile de salón. Concéntrese en conectarse entre sí a través del movimiento, permitiendo que sus cuerpos expresen la pasión y el deseo entre ustedes.

2. Yoga Sensual:
   Practica posturas de yoga que cultiven la sensualidad y la conciencia corporal, como la postura del gato-vaca, la postura del puente y la postura de la diosa. Concéntrese en conectarse con su respiración y sus sensaciones, permitiendo que su cuerpo se mueva y se estire de maneras que le resulten placenteras y empoderadoras.

3. Movimiento Erótico:
   Explore ejercicios de movimientos eróticos, como círculos de cadera, ondulaciones e inclinaciones pélvicas. Permita que su cuerpo se mueva libre y expresivamente, aprovechando su energía y sensualidad primarias.

4. Comunicación auténtica:
   Practica una comunicación auténtica con tu pareja, expresando tus deseos, fantasías y límites de forma abierta y honesta.

Concéntrese en crear un espacio seguro y de apoyo mutuo para explorar y expresarse plenamente.

5. Exploración en solitario:
Tómate el tiempo para explorar el movimiento y la expresión por tu cuenta, permitiéndote moverte y bailar libremente sin juzgar ni inhibirte. Sintoniza las sensaciones y deseos de tu cuerpo, permitiéndoles guiar tus movimientos y expresiones.

Capítulo 7: Curar traumas y resolver bloqueos

- Abordar el impacto de traumas pasados y experiencias negativas en la salud sexual.
- Técnicas de curación somática y liberación de bloqueos emocionales y físicos.
- Estrategias para crear un ambiente seguro y de apoyo para la curación sexual.

Los traumas y las experiencias negativas pueden afectar profundamente la salud sexual de un individuo, creando bloqueos emocionales y físicos que obstaculizan la intimidad y el placer. En este capítulo, exploramos los profundos efectos de los traumas pasados en el bienestar sexual e introducimos técnicas de curación somática para liberar estos bloqueos. Al abordar el trauma y crear un entorno seguro para la curación, las personas pueden recuperar el control de sus cuerpos y experiencias, fomentando una intimidad más profunda y una plenitud en sus vidas sexuales.

Abordar el impacto de los traumas pasados en la salud sexual:

Los traumas pasados, ya sean físicos, emocionales o psicológicos, pueden tener efectos duraderos en la salud sexual de un individuo. Estos traumas pueden manifestarse como ansiedad, disociación o problemas de intimidad, creando barreras para la conexión y el placer. Al reconocer y comprender el impacto de los traumas pasados en el bienestar sexual, las personas pueden comenzar el viaje hacia la curación y la recuperación de su sexualidad.

La Dra. Judith Herman, reconocida psiquiatra y experta en trauma, enfatiza la conexión entre el trauma y la sexualidad: "El trauma afecta no solo a la mente sino también al cuerpo, moldeando nuestras experiencias de placer e intimidad. Al abordar el trauma y crear espacios seguros para la curación, Los individuos pueden recuperar la agencia sobre sus vidas sexuales y cultivar conexiones más profundas con ellos mismos y sus parejas".

Técnicas de Sanación Somática y Liberación de Bloqueos Emocionales y Físicos:

Las técnicas de curación somática ofrecen herramientas poderosas para liberar bloqueos emocionales y físicos causados por el trauma. Estas técnicas, que incluyen terapias centradas en el cuerpo como la experiencia somática y EMDR (desensibilización y reprocesamiento por movimientos oculares), se centran en acceder y liberar el trauma almacenado en el cuerpo. Al participar en prácticas de curación somática, las personas pueden procesar emociones no resueltas, liberar tensiones y cultivar un mayor sentido de encarnación y resiliencia.

El Dr. Peter Levine, fundador de Somatic Experiencing, describe la importancia de la curación somática en la recuperación de un trauma: "El trauma no es sólo un acontecimiento que ocurrió en el pasado; sigue vivo en el cuerpo. Las técnicas de curación somática proporcionan un camino para liberarse de situaciones atrapadas".

energía y restaurar una sensación de seguridad y conexión dentro del cuerpo".

Estrategias para crear un ambiente seguro y de apoyo para la curación sexual:

Crear un entorno seguro y de apoyo es esencial para facilitar la curación sexual y la recuperación del trauma. Esto implica establecer confianza, límites claros y una comunicación abierta con uno mismo y su(s) pareja(s). Al fomentar una sensación de seguridad y aceptación, las personas pueden explorar y procesar traumas pasados sin temor a ser juzgados o volver a traumatizarse, allanando el camino para una intimidad y una conexión más profundas.

Estudios de caso:

Estudio de caso 1:
Sarah, una sobreviviente de abuso sexual infantil, ha luchado con la intimidad y la confianza en sus relaciones adultas. A través de sesiones de terapia somática centradas en liberar el trauma atrapado en el cuerpo, Sarah aprende a reconectarse con sus sensaciones y recuperar el control de su sexualidad. Mientras procesa sus traumas pasados, Sarah experimenta una nueva sensación de empoderamiento e intimidad en sus relaciones.

Estudio de caso 2:
James, un veterano de combate, ha estado experimentando síntomas de trastorno de estrés postraumático, que incluyen hipervigilancia y pesadillas. A través de sesiones de terapia EMDR

destinadas a reprocesar recuerdos traumáticos, James aprende a liberar los bloqueos emocionales y físicos que han impactado su salud sexual. Mientras supera su trauma, James encuentra alivio a sus síntomas y experimenta una mejora en su bienestar sexual.

Artículos y libros académicos:

1. "Trauma y recuperación: las secuelas de la violencia: del abuso doméstico al terrorismo político" por Judith Herman
2. "Despertar al tigre: curar el trauma" de Peter Levine
3. "El cuerpo lleva la cuenta: cerebro, mente y cuerpo en la curación del trauma" por Bessel van der Kolk
4. "Sexo curativo: un enfoque cuerpo-mente para curar el trauma sexual" por Staci Haines
5. "En una voz tácita: cómo el cuerpo libera el trauma y restaura la bondad" por Peter Levine

Ejercicios a realizar:

Para incorporar la curación somática en su práctica de bienestar sexual, considere probar los siguientes ejercicios:

1. Ejercicio de puesta a tierra:
   Siéntate o párate con los pies firmemente plantados en el suelo. Cierra los ojos y concéntrate en las sensaciones de contacto entre tus pies y la tierra. Respira lenta y profundamente, permitiéndote sentirte

arraigado y apoyado por el suelo debajo de ti.

2. Meditación de exploración corporal:
   Acuéstese en una posición cómoda y cierre los ojos. Comenzando desde los dedos de los pies, lleve su atención a cada parte de su cuerpo, buscando áreas de tensión o malestar. Mientras exhala, imagine liberar cualquier tensión o bloqueo de cada parte de su cuerpo, permitiéndose relajarse profundamente.

3. Práctica del movimiento somático:
   Participe en prácticas de movimientos suaves como yoga, tai chi o danza. Concéntrate en moverte de una manera que resulte placentera y nutritiva para tu cuerpo, permitiéndote expresar y liberar cualquier tensión o emoción almacenada.

4. Ejercicio de autocompasión:
   Tómate un momento para reflexionar sobre cualquier sentimiento de vergüenza o autocrítica que pueda surgir en relación con traumas pasados. Ofrécete palabras de bondad y compasión, recordándote que eres digno de amor y aceptación tal como eres.

5. Llevar un diario:
   Reserve tiempo para escribir un diario sobre sus experiencias traumáticas y su impacto en su salud sexual. Escribe libremente y sin juzgar, permitiéndote

expresar cualquier emoción o idea que surja. Observe cualquier patrón o tema que surja y considere cómo puede comenzar a incorporar la curación somática en su viaje de recuperación.

Capítulo 8: Comunicación y conexión con los socios

- La importancia de la comunicación abierta y honesta en las relaciones sexuales
- Técnicas para mejorar la intimidad, la confianza y la conexión con la pareja.
- Ejercicios para profundizar la intimidad emocional y física a través de prácticas somáticas.

En el ámbito de las relaciones románticas, la comunicación es la piedra angular sobre la que se construyen la confianza, la intimidad y la conexión. Especialmente en las relaciones sexuales, donde la vulnerabilidad y la apertura emocional desempeñan papeles cruciales, la comunicación eficaz se vuelve primordial. En este capítulo, profundizamos en la importancia de la comunicación abierta y honesta en las relaciones sexuales, exploramos técnicas para mejorar la intimidad, la confianza y la conexión con la pareja y proporcionamos ejercicios para profundizar la intimidad emocional y física a través de prácticas somáticas.

La importancia de una comunicación abierta y honesta

La comunicación abierta y honesta es la base de cualquier relación sana, especialmente en el contexto de la intimidad sexual. Implica compartir mutuamente pensamientos, sentimientos, deseos y límites sin temor a ser juzgados o rechazados. El Dr. John Gottman, un reconocido psicólogo y experto en relaciones, enfatiza la importancia de establecer una cultura de apertura y vulnerabilidad en las relaciones. Afirma: "Las parejas que pueden hablar abiertamente sobre sus deseos e inquietudes sexuales tienen más probabilidades de experimentar niveles más altos de satisfacción e intimidad en su relación".

La investigación realizada por la Dra. Esther Perel, destacada psicoterapeuta y autora, destaca el papel de la comunicación en el mantenimiento del deseo y la pasión en las relaciones a largo plazo. Ella sugiere que las parejas que entablan conversaciones abiertas sobre sus necesidades y fantasías sexuales están mejor equipadas para afrontar los desafíos y mantener la conexión erótica a lo largo del tiempo.

Técnicas para mejorar la intimidad, la confianza y la conexión

Construir intimidad, confianza y conexión en una relación romántica requiere un esfuerzo y compromiso intencionales por parte de ambos socios. Varias técnicas pueden ayudar a fomentar estos elementos:

1. Escucha activa:
   Practique la escucha activa interactuando plenamente con las palabras, pensamientos y emociones de su pareja sin interrumpir ni juzgar. Refleje lo que escuche para garantizar la comprensión y la validación.

2. Vulnerabilidad y autenticidad:
   Esté dispuesto a compartir sus vulnerabilidades y su yo auténtico con su

pareja. Cultive un ambiente donde ambos socios se sientan seguros para expresar sus verdaderos sentimientos y deseos sin temor a las críticas.

3. Empatía y comprensión:
    Desarrolla la empatía poniéndote en el lugar de tu pareja y tratando de comprender su perspectiva. Valida sus experiencias y emociones, incluso si difieren de las tuyas.

4. Comunicación no verbal:
    Preste atención a señales no verbales como el lenguaje corporal, las expresiones faciales y el tono de voz. Estas señales sutiles a menudo transmiten más que palabras y pueden profundizar la conexión emocional.

Ejercicios para profundizar la intimidad física y emocional

1. El inventario de relaciones:
    Tómese el tiempo para reflexionar individualmente y luego comparta con su pareja sus pensamientos sobre varios aspectos de su relación, incluidas las fortalezas, las áreas de crecimiento y los objetivos compartidos.

2. Controles emocionales:
    Reserve un tiempo regular para comunicarse emocionalmente entre sí. Haga preguntas abiertas como "¿Cómo te sientes

hoy?" o "¿Qué puedo hacer para apoyarte emocionalmente?"

3. Mensaje sensual:
   Explora el poder del tacto participando en sesiones de masajes sensuales con tu pareja. Concéntrate en crear un ambiente relajante e íntimo, utilizando aceites de masaje o velas para mejorar la experiencia.

4. Experiencias sensoriales compartidas:
   Participen juntos en actividades que estimulen los sentidos, como cocinar juntos, salir a caminar por la naturaleza o escuchar música mientras se abrazan. Estas experiencias compartidas pueden profundizar la conexión emocional y la intimidad.

Estudios de casos y artículos académicos

En un estudio publicado en el Journal of Sex Research, los investigadores descubrieron que las parejas que reportaban mayores niveles de satisfacción sexual eran aquellas que comunicaban abiertamente sus deseos y preferencias sexuales.

En su libro "Mating in Captivity", Esther Perel explora la dinámica del deseo y la intimidad en las relaciones a largo plazo, enfatizando la importancia de mantener la autonomía y al mismo tiempo fomentar la conexión emocional con la pareja.

Ejercicios a realizar:

1. Cambio de roles:
   Túrnense para desempeñar el papel de
   oyente y orador en una conversación,
   permitiendo que cada participante se
   exprese plenamente mientras el otro
   practica la escucha activa.

2. Exploración de fantasía:
   Reserve tiempo para discutir y explorar las
   fantasías y deseos sexuales de cada uno sin
   juzgarlos y con la mente abierta.

3. Práctica diaria de gratitud:
   Cada día, tómate unos momentos para
   expresar gratitud por tu pareja y tu
   relación. Compartan cosas específicas que
   aprecien el uno del otro para cultivar un
   sentido de aprecio y conexión mutuos.

4. Meditación mirando a los ojos:
   Siéntense uno frente al otro en una posición
   cómoda y mantengan el contacto visual
   durante varios minutos. Permítanse estar
   plenamente presentes en el momento y
   observen cualquier emoción o sensación
   que surja.

En conclusión, la comunicación y la conexión
efectivas son ingredientes esenciales para una
relación íntima y satisfactoria. Al priorizar la
comunicación abierta y honesta, practicar la
empatía y la vulnerabilidad y realizar ejercicios
para profundizar la intimidad, las parejas pueden
fomentar un vínculo fuerte y duradero entre sí.

Capítulo 9: Exploración sensorial y juego erótico

- Explorar el papel de la estimulación sensorial en el placer sexual.
- Técnicas para incorporar la exploración sensorial y el juego erótico a las experiencias sexuales.
- Enfoques conscientes para explorar fantasías, deseos y límites con una pareja.

En el intrincado tapiz del placer sexual, los sentidos desempeñan un papel fundamental, guiando a las personas en un estimulante viaje de exploración e intimidad. En este capítulo, profundizamos en el profundo significado de la estimulación sensorial en las experiencias sexuales, descubriendo técnicas para incorporar la exploración sensorial y el juego erótico en los encuentros íntimos. A través de enfoques conscientes para explorar fantasías, deseos y límites con una pareja, las personas pueden cultivar una conexión más profunda con ellas mismas y sus parejas, desbloqueando nuevos reinos de placer y satisfacción.

Explorando el papel de la estimulación sensorial en el placer sexual:

La estimulación sensorial sirve como puerta de entrada a una mayor excitación y un mayor placer en los encuentros sexuales. Los sentidos (tacto, gusto, olfato, vista y oído) permiten a las personas sumergirse por completo en el momento presente, amplificando las sensaciones y profundizando la conexión. Al aprovechar el poder de la exploración sensorial, las personas pueden despertar deseos latentes y desbloquear caminos ocultos hacia el éxtasis.

La Dra. Emily Nagoski, reconocida educadora sexual y autora, destaca la importancia de la estimulación sensorial en el placer sexual: "Los sentidos son los portales a través de los cuales experimentamos el mundo, incluidos nuestros encuentros íntimos. Al abrazar la exploración sensorial, las personas pueden acceder a un rico tapiz de sensaciones, que mejora el placer y profundiza la conexión con ellos mismos y sus parejas".

Técnicas para incorporar la exploración sensorial y el juego erótico:

Incorporar la exploración sensorial y el juego erótico a las experiencias sexuales requiere creatividad, curiosidad y apertura de mente. Técnicas como el masaje sensual, el juego de temperatura y la privación sensorial pueden aumentar la excitación e intensificar el placer. Al experimentar con diferentes estímulos sensoriales y prestar atención a las preferencias individuales, las personas pueden adaptar sus experiencias a sus deseos y necesidades únicos.

La Dra. Betty Dodson, sexóloga y autora pionera, enfatiza la importancia de la experimentación y la exploración del placer sexual: "El placer sexual es un viaje de descubrimiento en constante evolución. Al abrazar la experimentación y la exploración, las personas pueden descubrir nuevas vías de placer y profundizar sus conexión con ellos mismos y sus socios."

Enfoques conscientes para explorar fantasías, deseos y límites con una pareja:

Explorar fantasías, deseos y límites con una pareja requiere comunicación abierta, confianza y respeto mutuo. Los enfoques conscientes, como la escucha activa, la curiosidad sin prejuicios y la comunicación compasiva, pueden fomentar la intimidad y crear un espacio seguro para la exploración. Al respetar los límites y deseos de cada uno, los individuos pueden cultivar una comprensión más profunda de sí mismos y de sus parejas, allanando el camino para un mayor placer y conexión.

Estudios de caso:

Para ilustrar el poder transformador de la exploración sensorial y el juego erótico en el placer sexual, consideremos los siguientes estudios de caso:

Estudio de caso 1:
Jack y Maya, una pareja de unos cuarenta años, han experimentado una disminución en la intimidad sexual. A través de sesiones de masajes sensuales y juegos de temperatura, Jack y Maya reavivan la chispa en su relación, descubriendo nuevas formas de placer y conexión entre ellos.

Estudio de caso 2:

Alex, un individuo no binario, ha estado explorando su sexualidad y sus deseos. A través de la comunicación consciente y la experimentación con un socio de confianza, Alex descubre una nueva sensación de libertad y autenticidad al expresar sus deseos, lo que lo lleva a un mayor placer y satisfacción.

Artículos y libros académicos:

1. "Ven como eres: la nueva y sorprendente ciencia que transformará tu vida sexual" por Emily Nagoski
2. "Sexo para uno: la alegría de amarse a uno mismo" de Betty Dodson
3. "Apareamiento en cautiverio: desbloqueando la inteligencia erótica" de Esther Perel
4. "La puta ética: una guía práctica sobre el poliamor, las relaciones abiertas y otras aventuras" por Janet W. Hardy y Dossie Easton
5. "Tantra urbano: sexo sagrado para el siglo XXI" de Barbara Carrellas

Ejercicios a realizar:

Para incorporar la exploración sensorial y el juego erótico a tus experiencias sexuales, considera probar los siguientes ejercicios:

1. Mensaje sensual:
   Túrnense para darse masajes sensuales, utilizando aceites perfumados y caricias suaves para despertar los sentidos y aumentar la excitación.

2. Juego de temperatura:
    Experimente con el juego de temperatura
    usando cubitos de hielo, aceite tibio o
    piedras de masaje calientes para estimular
    diferentes áreas del cuerpo.

3. Exploración sensorial con los ojos
    vendados:
    Véndale los ojos a tu pareja y túrnense para
    explorar su cuerpo utilizando diferentes
    estímulos sensoriales, como plumas,
    pañuelos de seda o cubitos de hielo.

4. Narración erótica:
    Túrnense para compartir sus fantasías y
    deseos entre sí, usando palabras para pintar
    imágenes vívidas y encender la excitación.

5. Privación sensorial:
    Explore la privación sensorial usando
    vendas para los ojos, tapones para los oídos
    o restricciones para aumentar la
    sensibilidad y concentrarse en las
    sensaciones del tacto.

Al incorporar estos ejercicios a tu repertorio
sexual, podrás embarcarte en un viaje de
exploración sensorial y juego erótico,
desbloqueando nuevas dimensiones de placer y
conexión contigo mismo y con tu pareja.

Capítulo 10: Cultivar la presencia y la atención plena en los encuentros sexuales

- La práctica del mindfulness en el contexto de la intimidad sexual
- Técnicas para cultivar la presencia, la conciencia y la atención plena durante los encuentros sexuales.
- Enfoques conscientes de la excitación, el placer y el orgasmo.

En el acelerado mundo moderno, es fácil desconectarse del momento presente, especialmente durante las interacciones íntimas. Sin embargo, cultivar la presencia y la atención plena en los encuentros sexuales puede mejorar profundamente la calidad de la intimidad y el placer compartido entre la pareja. En este capítulo, exploramos la práctica de la atención plena en el contexto de la intimidad sexual, técnicas para cultivar la presencia, la conciencia y la atención plena durante los encuentros sexuales, y enfoques conscientes de la excitación, el placer y el orgasmo.

La práctica de la atención plena en la intimidad sexual

La atención plena, arraigada en antiguas tradiciones orientales como el budismo, implica estar plenamente presente y comprometido en el momento sin juzgar. Aplicada a la intimidad sexual, la atención plena permite a las personas profundizar su conexión consigo mismas y con sus parejas, aumentar la conciencia sensorial y experimentar un mayor placer y satisfacción.

El Dr. Jon Kabat-Zinn, pionero en el campo de la reducción del estrés basada en la atención plena, la define como "prestar atención de una manera particular: a propósito, en el momento presente y sin juzgar". Cuando se aplica a los encuentros sexuales, la atención plena permite a las personas dejar de lado las distracciones, las ansiedades y la timidez y, en cambio, centrarse en las sensaciones, emociones y la conexión experimentadas en el momento.

Técnicas para cultivar la presencia, la conciencia y la atención plena

1. Conciencia de la respiración:
    Comience concentrándose en la respiración, usándola como ancla para devolver su atención al momento presente cada vez que su mente divaga. Observa el ritmo de tu respiración y las sensaciones que crea en tu cuerpo.

2. Escaneo corporal:
    Tómate unos momentos para escanear tu cuerpo de pies a cabeza, prestando atención a cualquier área de tensión, incomodidad o placer. Permítete experimentar plenamente las sensaciones sin juzgar ni tener la necesidad de cambiar nada.

3. Conciencia sensorial:
    Involucre plenamente sus sentidos durante los encuentros sexuales, notando el tacto, el olfato, el gusto, la vista y el sonido de su pareja y el entorno. Sintonícese con los

sutiles matices del placer y la excitación a medida que surgen.

4. Comunicación no verbal:
   Practique una comunicación sintonizada y receptiva con su pareja a través de señales no verbales como el contacto visual, las expresiones faciales y el lenguaje corporal. Observe cómo responde su pareja a su toque y ajústelo en consecuencia para mejorar el placer y la conexión.

Enfoques conscientes de la excitación, el placer y el orgasmo

1. Enfoque sensorial:
   Explora ejercicios de concentración sensorial con tu pareja, en los que os turnaréis para tocar y ser tocados de forma consciente y presente. Concéntrate en las sensaciones del tacto sin el objetivo de alcanzar el orgasmo, permitiendo que el placer surja de forma natural.

2. Lento pero seguro:
   Adopte un enfoque lento y deliberado hacia la excitación sexual, permitiendo que la anticipación y el deseo se desarrollen gradualmente. Saborea cada momento de excitación y placer, prolongando la experiencia en lugar de apresurarte hacia el orgasmo.

3. Meditación Orgásmica:

Explore la práctica de la meditación orgásmica (OM), que implica un contacto concentrado y consciente en el clítoris con el fin de cultivar la conexión, el placer y la intimidad. Acércate a OM con la mente abierta y la voluntad de explorar nuevas sensaciones y experiencias.

4. Reflexión posorgásmica:
   Después de experimentar el orgasmo, tómate un tiempo para reflexionar sobre las sensaciones, emociones y pensamientos que surgen. Practica la gratitud por la experiencia compartida con tu pareja y cultiva un sentido de presencia y conexión después.

Estudios de casos y artículos académicos

En un estudio publicado en el Journal of Sex Research, los investigadores descubrieron que las personas que practicaban la atención plena durante los encuentros sexuales reportaban mayores niveles de satisfacción sexual e intimidad con sus parejas.

En su libro "Mindful Sex", la Dra. Diana Richardson explora la intersección de la atención plena y la sexualidad, proporcionando ejercicios y técnicas prácticos para cultivar la presencia y la conciencia en el dormitorio.

Lista de ejercicios a realizar

1. Meditación de conciencia de la respiración:

Reserve un tiempo cada día para practicar la meditación de conciencia de la respiración, concentrándose en las sensaciones de la respiración a medida que entra y sale de su cuerpo. Observe cualquier distracción que surja y suavemente vuelva a concentrarse en la respiración.

2. Exploración sensorial:
Túrnense para vendarse los ojos y explorar los cuerpos de los demás utilizando únicamente el tacto. Observa las sensaciones de placer y excitación que surgen y comunícate abiertamente con tu pareja sobre tus experiencias.

3. Masturbación consciente:
Practica la masturbación como una forma de meditación de atención plena, centrándote en las sensaciones y experiencias de placer sin el objetivo de alcanzar el orgasmo. Observe cualquier pensamiento o distracción que surja y suavemente regrese su atención al momento presente.

4. Práctica de gratitud:
Al final de cada encuentro sexual, tómate un momento para expresar gratitud por la experiencia compartida con tu pareja. Reflexiona sobre los momentos de conexión, placer e intimidad que vivieron juntos.

En conclusión, cultivar la presencia y la atención plena en los encuentros sexuales puede transformar la calidad de la intimidad y el placer compartido entre la pareja. Al practicar técnicas de atención plena, explorar ejercicios de enfoque sensorial y abordar la excitación, el placer y el orgasmo con intención y conciencia, las personas pueden profundizar su conexión con ellos mismos y sus parejas, lo que lleva a una mayor satisfacción y plenitud en sus relaciones sexuales.

Capítulo 11: Integración de la terapia somática en la vida diaria

- Estrategias para integrar las prácticas de terapia somática en las rutinas cotidianas.
- Técnicas para mantener la salud y vitalidad sexual fuera del dormitorio.
- Crear un enfoque holístico del bienestar sexual a través de la conciencia somática.

La terapia somática, centrada en la conexión mente-cuerpo, ofrece profundos beneficios no sólo en sesiones de terapia específicas sino también en la vida diaria. En este capítulo, exploramos estrategias para integrar las prácticas de terapia somática en las rutinas cotidianas para fomentar la salud y la vitalidad sexual. Al integrar la conciencia somática en nuestras actividades diarias, podemos crear un enfoque holístico del bienestar sexual que trascienda los límites de la sala de terapia y se extienda a todos los aspectos de nuestras vidas.

Estrategias para integrar las prácticas de terapia somática en las rutinas cotidianas:

Integrar las prácticas de terapia somática en la vida diaria requiere intencionalidad y coherencia. Técnicas como la meditación de atención plena, la respiración y los escaneos corporales se pueden incorporar a las rutinas matutinas, las actividades diarias y los rituales nocturnos. Al incorporar estas prácticas en nuestras rutinas diarias, cultivamos una conexión más profunda con nuestros cuerpos y emociones, fomentando la resiliencia y el bienestar.

El Dr. Jon Kabat-Zinn, fundador de Mindfulness-Based Stress Reduction (MBSR), enfatiza el poder transformador de la atención plena en la vida diaria: "La atención plena significa prestar atención de una manera particular: a propósito, en el momento presente y sin juzgar. Al integrar la atención plena en nuestra vida diaria, podemos cultivar una mayor conciencia y presencia, lo que conduce a un mayor bienestar y vitalidad".

Técnicas para mantener la salud y vitalidad sexual fuera del dormitorio:

Mantener la salud y la vitalidad sexual se extiende más allá del dormitorio y abarca varios aspectos de la vida diaria, incluida la nutrición, el ejercicio y las prácticas de cuidado personal. Realizar actividad física con regularidad, llevar una dieta equilibrada y priorizar el descanso y la relajación son esenciales para favorecer el bienestar general y la salud sexual. Al adoptar hábitos de vida saludables, las personas pueden optimizar su salud física y emocional, mejorando su capacidad de intimidad y placer.

El Dr. Michael Roizen, destacado experto en medicina preventiva, subraya la importancia de los factores del estilo de vida en la salud sexual: "Lo que es bueno para el corazón también es bueno para la salud sexual. Al priorizar hábitos saludables como el ejercicio regular, una nutrición equilibrada y el estrés manejo, los individuos pueden apoyar la función sexual y la vitalidad óptimas".

Creando un enfoque holístico para el bienestar sexual a través de la conciencia somática:

La conciencia somática forma la base de un enfoque holístico del bienestar sexual, que abarca las dimensiones física, emocional y espiritual de la salud. Al cultivar la conciencia somática a través de prácticas como el yoga, el tai chi y la danza, las personas pueden profundizar su conexión con sus cuerpos y sensaciones, mejorando su capacidad de placer e intimidad. Al honrar la sabiduría del cuerpo y su resiliencia inherente, las personas pueden embarcarse en un viaje de autodescubrimiento y empoderamiento, recuperando la autoridad sobre sus vidas sexuales.

Estudios de caso:

Estudio de caso 1:
Sarah, una profesional ocupada, lucha contra el estrés y la fatiga, lo que afecta su deseo y satisfacción sexual. A través de la integración de la meditación de atención plena y la respiración en su rutina diaria, Sarah aprende a manejar el estrés de manera más efectiva y a cultivar una mayor sensación de presencia y vitalidad. Como resultado, Sarah experimenta mejoras en su bienestar sexual y calidad de vida en general.

Estudio de caso 2:
Jack, un hombre de mediana edad, experimenta disfunción eréctil y problemas de intimidad debido a condiciones de salud subyacentes y factores de estilo de vida. Mediante la adopción de un estilo de vida más saludable, que incluye ejercicio regular,

mejor nutrición y técnicas de manejo del estrés, Jack experimenta mejoras significativas en su función sexual y vitalidad. Al priorizar su salud y bienestar, Jack recupera su control sobre su vida sexual y mejora su calidad de vida en general.

Artículos y libros académicos:

1. "El camino consciente a través de la depresión: liberarse de la infelicidad crónica" por Mark Williams, John Teasdale, Zindel Segal y Jon Kabat-Zinn
2. "El poder del ahora: una guía para la iluminación espiritual" de Eckhart Tolle
3. "Yoga para el equilibrio emocional: prácticas sencillas para ayudar a aliviar la ansiedad y la depresión" de Bo Forbes
4. "El viaje de curación sexual: una guía para sobrevivientes de abuso sexual" por Wendy Maltz
5. "Somática: Despertar el control del movimiento, la flexibilidad y la salud de la mente" por Thomas Hanna

Ejercicios a realizar:

Para integrar la terapia somática en su vida diaria para el bienestar sexual, considere probar los siguientes ejercicios:

1. Meditación de atención plena matutina: Comience el día con una breve práctica de meditación de atención plena, concentrándose en la respiración y las sensaciones del cuerpo. Observe cualquier área de tensión o malestar y conciencie

suavemente estas sensaciones, permitiéndoles suavizarse y liberarse.

2. Descanso de movimiento del mediodía:
    Tómese un descanso durante el día para realizar prácticas de movimientos suaves, como estiramientos de yoga o movimientos de tai chi. Sintoniza las sensaciones y movimientos de tu cuerpo, permitiéndote moverte con facilidad y fluidez.

3. Escaneo corporal nocturno:
    Antes de acostarte, practica una meditación de exploración corporal, llevando sistemáticamente la conciencia a cada parte de tu cuerpo, desde la cabeza hasta los pies. Observe cualquier área de tensión o relajación y permítase relajarse por completo y dejar de lado los factores estresantes del día.

4. Exploración sensorial:
    A lo largo del día, tómate unos momentos para involucrar tus sentidos de forma consciente. Observa las imágenes, los sonidos, los olores, los sabores y las texturas que te rodean, permitiéndote sumergirte por completo en el momento presente.

5. Ritual de Autocuidado:
    Establece un ritual de cuidado personal que te nutra y reponga de forma regular. Esto podría incluir actividades como tomar un baño tibio, leer un libro o pasar tiempo en

la naturaleza, permitiéndose relajarse y rejuvenecer el cuerpo, la mente y el espíritu.

Al incorporar estos ejercicios a tu rutina diaria, podrás cultivar una mayor conciencia somática y mejorar tu bienestar sexual, creando una relación más satisfactoria y empoderada contigo mismo y con tu sexualidad.

Capítulo 12: Abrazar la liberación y el empoderamiento sexual

- Celebrando la diversidad sexual, el placer y la liberación.
- Abrazar la individualidad y la autoexpresión en las experiencias sexuales.
- Estrategias para el crecimiento, la exploración y el empoderamiento continuos en la sexualidad.

La liberación y el empoderamiento sexuales son facetas esenciales de la experiencia humana, que invitan a las personas a celebrar su singularidad, abrazar el placer y explorar las profundidades de sus deseos. En este capítulo final, profundizamos en el rico tapiz de la diversidad, el placer y la liberación sexual, ofreciendo estrategias para el crecimiento, la exploración y el empoderamiento continuos en la sexualidad. Al abrazar nuestra individualidad y autoexpresión, nos embarcamos en un viaje de liberación que trasciende las normas y limitaciones sociales, permitiéndonos encarnar plenamente nuestro yo auténtico en nuestras experiencias sexuales.

Celebrando la diversidad, el placer y la liberación sexual:

La diversidad sexual abarca un espectro de identidades, deseos y expresiones, cada uno de los cuales merece reconocimiento, respeto y celebración. Desde diferentes orientaciones sexuales e identidades de género hasta diversas preferencias y perversiones, el panorama de la sexualidad humana es tan vasto y variado como los individuos que lo habitan. Al celebrar la diversidad sexual, honramos la riqueza y complejidad de la experiencia humana, creando un espacio para que todos abracen su yo auténtico y encuentren satisfacción en sus vidas sexuales.

La Dra. Audre Lorde, teórica y activista feminista pionera, enfatiza la importancia de abrazar la diversidad y la liberación sexual: "Lo erótico es una medida entre los inicios de nuestro sentido de identidad y el caos de nuestros sentimientos más fuertes. Es un sentido interno de satisfacción a la que, una vez experimentada, sabemos que podemos aspirar."

Abrazar la individualidad y la autoexpresión en las experiencias sexuales:

La autoexpresión es la base de la liberación sexual y permite a las personas honrar sus deseos, fantasías y límites sin vergüenza ni juicio. Al aceptar nuestra individualidad y autenticidad, creamos un espacio para una conexión e intimidad genuinas en nuestros encuentros sexuales. Ya sea explorando nuevas fantasías, experimentando con diferentes técnicas o comunicando nuestras necesidades a una pareja, la autoexpresión nos permite navegar nuestros viajes sexuales con confianza y agencia.

La Dra. Esther Perel, reconocida psicoterapeuta y autora, destaca la importancia de la autoexpresión en las experiencias sexuales: "Para conectar verdaderamente con nosotros mismos y con los demás, debemos abrazar nuestros deseos auténticos y expresarlos de manera abierta y honesta. Honrando nuestra individualidad y autoexpresión, creamos oportunidades para una intimidad y conexión más profundas en nuestra vida sexual".

Estrategias para el crecimiento, la exploración y el empoderamiento continuos en la sexualidad:

El empoderamiento sexual es un viaje de crecimiento, exploración y autodescubrimiento que dura toda la vida. Requiere coraje, curiosidad y voluntad de desafiar las normas y expectativas sociales. Estrategias como la educación continua, la comunicación con las parejas y la autorreflexión pueden ayudar a las personas en su búsqueda de empoderamiento sexual, permitiéndoles cultivar una comprensión más profunda de sí mismas y de sus deseos.

Estudios de caso:
:
Estudio de caso 1:
María, una mujer bisexual, ha luchado durante años contra la vergüenza y la confusión sobre su identidad sexual. A través de terapia, apoyo comunitario y autoexploración, María aprende a aceptar su bisexualidad como un aspecto natural y válido de su identidad. A medida que se siente más cómoda consigo misma, María experimenta una nueva sensación de liberación y empoderamiento en su sexualidad, lo que le permite abrazar plenamente sus deseos y vivir auténticamente.

Estudio de caso 2:

Javier, un hombre gay, ha pasado gran parte de su vida amoldándose a las expectativas de la sociedad y reprimiendo sus verdaderos deseos. A través de la participación en comunidades que afirman LGBTQ+ y la exploración de su sexualidad con parejas que lo apoyan, Javier aprende a abrazar su identidad y expresar sus deseos de manera abierta y auténtica. Mientras abraza su liberación sexual, Javier experimenta una nueva sensación de empoderamiento y satisfacción en sus relaciones y experiencias sexuales.

Artículos y libros académicos:

1. "Hermana forastera: ensayos y discursos" de Audre Lorde
2. "La puta ética: una guía práctica sobre el poliamor, las relaciones abiertas y otras aventuras" por Janet W. Hardy y Dossie Easton
3. "El estado de cosas: repensar la infidelidad" de Esther Perel
4. "Activismo por el placer: la política de sentirse bien" por adrienne maree brown
5. "Sexo al amanecer: cómo nos apareamos, por qué nos desviamos y qué significa para las relaciones modernas" por Christopher Ryan y Cacilda Jethá

Ejercicios a realizar:

Para abrazar la liberación y el empoderamiento sexual en su propia vida, considere probar los siguientes ejercicios:

1. Explorando los deseos:

Tómate el tiempo para explorar tus deseos, fantasías y límites sin juzgar ni inhibir. Escríbalos en un diario y reflexione sobre lo que le brinda placer y satisfacción.

2. Participación de la comunidad:
    Busque comunidades y espacios que afirmen y celebren la diversidad y el empoderamiento sexual, ya sea en línea o en persona. Conéctese con otras personas que comparten experiencias y valores similares, y participe en debates y eventos que le interesen.

3. Práctica de comunicación:
    Practique una comunicación abierta y honesta con sus socios sobre sus deseos, límites y necesidades. Cree un espacio seguro y de apoyo para el diálogo y escuche activamente también los deseos y límites de su pareja.

4. Rituales de autocuidado:
    Incorpora rituales de cuidado personal a tu rutina diaria que te nutran y repongan a nivel físico, emocional y espiritual. Esto podría incluir prácticas como la meditación, el ejercicio, llevar un diario o pasar tiempo en la naturaleza.

5. Educación y exploración:
    Aproveche las oportunidades de educación y exploración continuas sobre la sexualidad, ya sea a través de libros, talleres o recursos en línea. Mantén la curiosidad y la mente

abierta, y continúa aprendiendo y creciendo en tu comprensión de ti mismo y de tus deseos.

Al incorporar estos ejercicios a tu vida, podrás embarcarte en un viaje de liberación y empoderamiento sexual, abrazando tu individualidad, celebrando la diversidad y cultivando una conexión más profunda contigo mismo y con los demás.

Capítulo 13: Prácticas somáticas para parejas
Utilizar técnicas somáticas para mejorar las experiencias sexuales en pareja.
Construir confianza, comunicación e intimidad a través de prácticas somáticas compartidas.

En el ámbito de las relaciones íntimas, la exploración de prácticas somáticas ofrece una gran oportunidad para que las parejas profundicen su conexión, mejoren las experiencias sexuales y fomenten una mayor sensación de intimidad. En este capítulo, profundizamos en el potencial transformador de las técnicas somáticas para parejas, explorando cómo estas prácticas pueden generar confianza, comunicación e intimidad en experiencias compartidas. Al embarcarse en un viaje de exploración y conexión mutuas, las parejas pueden cultivar una comprensión más profunda de sí mismas y de los demás, fomentando la intimidad y mejorando la satisfacción sexual.

Utilización de técnicas somáticas para mejorar las experiencias sexuales en pareja:

Las técnicas somáticas brindan a las parejas un conjunto de herramientas para mejorar sus experiencias sexuales y profundizar su conexión entre sí. Prácticas como el tacto consciente, la respiración y el movimiento sincronizado pueden fomentar una sensación de presencia y sintonía entre la pareja, permitiéndoles sumergirse por completo en el momento y conectarse a un nivel más profundo. Al incorporar técnicas somáticas en sus encuentros sexuales, las parejas pueden cultivar una mayor intimidad, placer y satisfacción.

El Dr. John Gottman, un reconocido psicólogo y experto en relaciones, enfatiza la importancia de la conexión y la intimidad en las relaciones íntimas: "La intimidad no es puramente física. Es el acto de conectarse con alguien tan profundamente que sientes que puedes ver su alma. Al incorporar prácticas somáticas en su relación, las parejas pueden profundizar su conexión y crear una sensación de intimidad compartida que trasciende los límites físicos".

Construyendo confianza, comunicación e intimidad a través de prácticas somáticas compartidas:

Las prácticas somáticas compartidas brindan a las parejas la oportunidad de generar confianza, comunicación e intimidad en su relación. Al participar juntos en prácticas como yoga en pareja, masajes o ejercicios de respiración, las parejas pueden cultivar un sentido de vulnerabilidad y apertura mutuas, fomentando un vínculo más profundo y una comprensión entre ellos. Estas experiencias compartidas crean un espacio seguro y de apoyo para que las parejas exploren sus deseos, fantasías y límites, permitiéndoles profundizar su conexión y mejorar su satisfacción sexual.

La Dra. Esther Perel, reconocida psicoterapeuta y autora, destaca la importancia de la confianza y la comunicación en las relaciones íntimas: "La confianza es la base de la intimidad. Al cultivar una comunicación abierta y honesta, las parejas pueden crear una base de confianza que les permita explorar y "Expresar sus deseos libremente. A través de prácticas somáticas compartidas, las parejas pueden fortalecer su conexión y profundizar su intimidad, lo que lleva a una mayor satisfacción y realización en su relación".

Estudios de caso:

Estudio de caso 1:
Sarah y Alex, una pareja de unos treinta años, han experimentado una falta de intimidad y conexión en su relación. A través de sesiones regulares de yoga en pareja y contacto consciente, Sarah y Alex aprenden a comunicarse y conectarse entre sí en un nivel más profundo. Mientras sincronizan sus movimientos y respiración, redescubren la alegría y la emoción de su relación, reavivando la chispa de la pasión entre ellos.

Estudio de caso 2:
Jack y Maya, un matrimonio, han estado luchando con problemas de confianza y comunicación en su relación. A través de terapia de masajes para parejas y ejercicios de respiración, Jack y Maya aprenden a comunicar sus necesidades y deseos de manera más abierta y honesta. A medida que exploran juntos prácticas somáticas, profundizan el vínculo y la comprensión mutua, creando una base de confianza e intimidad que les permite superar sus desafíos y fortalecer su relación.

Artículos y libros académicos:

1. "Los siete principios para hacer que el matrimonio funcione" por John Gottman y Nan Silver
2. "Apareamiento en cautiverio: desbloqueando la inteligencia erótica" de Esther Perel
3. "El arte del masaje sensual: técnicas para despertar los sentidos y complacer a tu pareja" por Gordon Inkeles
4. "Sexo tántrico para parejas: guía esencial para explorar el tantra con tu pareja" por Al Link y Pala Copeland
5. "Yoga para parejas: posturas divertidas y atractivas para que las parejas creen intimidad y conexión" por Jessie y Gerhard Fankhauser

Ejercicios a realizar:

Para incorporar prácticas somáticas en su relación y mejorar la intimidad y la conexión como pareja, considere probar los siguientes ejercicios:

1. Yoga en pareja:
   Practique posturas de yoga en pareja que fomenten la conexión, la confianza y la comunicación entre usted y su pareja. Concéntrese en sincronizar sus movimientos y respiración, permitiéndose apoyarse y equilibrarse mutuamente en las posturas.

2. Masaje en Parejas:
   Túrnense para darse masajes, utilizando técnicas como el masaje sueco o el masaje de tejido profundo para relajar y calmar los músculos de cada uno. Concéntrese en

comunicar sus preferencias y responder a las señales de su pareja, creando una sensación de confianza e intimidad mutuas.

3. Respiración:
Practica ejercicios de respiración sincronizada con tu pareja, como la respiración alterna por las fosas nasales o la respiración abdominal. Siéntense uno frente al otro, cierren los ojos y concéntrese en alinear su respiración con la de su pareja, creando una sensación de conexión y unidad.

4. Toque consciente:
Pase tiempo explorando el cuerpo del otro a través del tacto consciente, usando sus manos para acariciar y explorar la piel del otro. Concéntrate en estar presente en el momento y notar las sensaciones y respuestas en tu propio cuerpo y el de tu pareja, profundizando tu conexión e intimidad.

5. Experiencia sensorial compartida:
Cree un entorno sensorial rico para que usted y su pareja exploren juntos, utilizando elementos como velas aromáticas, aceites para masajes o telas suaves para estimular sus sentidos. Túrnense para vendarse los ojos y guiarse mutuamente a través de la experiencia sensorial, mejorando su conexión e intimidad a través de la exploración compartida.

Al incorporar estos ejercicios a su relación, puede profundizar su conexión, mejorar la intimidad y cultivar un sentido de confianza y comunicación con su pareja, creando una base de fortaleza y resiliencia que respalde su relación para afrontar los desafíos de la vida y celebrar sus alegrías.

Capítulo 14. Investigación académica:
-Revistas académicas de acceso abierto
-Buscando palabras clave

.-Revistas Académicas de Acceso Abierto

Revistas notables de acceso abierto que son conocidas por publicar investigaciones académicas de alta calidad revisadas por pares en diversos campos. Si bien estas revistas cubren una amplia gama de temas, muchas de ellas incluyen estudios relacionados con la salud, la nutrición, la medicina y ciencias afines, que abarcarían investigaciones sobre temas como la alimentación y la hipertensión:

1. PLOS ONE (Biblioteca Pública de Ciencias ONE)
- Cubre una amplia gama de disciplinas científicas, incluidas las ciencias de la vida, las ciencias ambientales y las ciencias de la salud.
(https://www.plosone.org/)

2. Abierto BMJ
- Una revista en línea de acceso abierto, dedicada a publicar investigaciones médicas de todas las disciplinas y áreas terapéuticas.
(https://bmjopen.bmj.com/)

3. Fronteras
- Una editorial líder en acceso abierto con revistas que cubren una amplia gama de disciplinas académicas, incluidas la salud, la nutrición y la medicina.
(https://www.frontiersin.org/)

4. Central de BioMed (BMC)
- Ofrece una amplia cartera de revistas de acceso abierto revisadas por pares, que abarcan todas las áreas de la biología, la biomedicina y la medicina.
(https://www.biomedcentral.com/)

5. MDPI (Instituto Multidisciplinario de Edición Digital)
- Publica una amplia gama de revistas de acceso abierto, incluida "Nutrients", que se centra en la nutrición humana.
(https://www.mdpi.com/)

6. Hindawi
- Publica revistas de acceso abierto revisadas por pares que cubren una amplia gama de disciplinas académicas, incluidas la medicina y las ciencias de la salud.
(https://www.hindawi.com/)

7. eVida
- Una revista de acceso abierto que publica investigaciones en ciencias de la vida y biomedicina.
(https://elifesciences.org/)

8. Informes científicos (Nature Publishing Group)
- Una revista de acceso abierto que publica investigaciones originales de todas las áreas de las ciencias naturales y clínicas.
(https://www.nature.com/srep/)

9. Red JAMA abierta

- Una revista internacional de acceso abierto que publica atención clínica, políticas de salud e investigaciones sobre salud global. (https://jamanetwork.com/journals/jamanetwork open)

10. Salud digital de The Lancet
- Una revista de acceso abierto de oro de la familia Lancet, dedicada a la salud digital y la informática de la salud. (https://www.thelancet.com/digital-health)

Buscando palabras clave

Para buscar artículos académicos o recursos en bases de datos académicas, puede utilizar las siguientes palabras clave y frases. Estos le ayudarán a limitar su búsqueda para encontrar artículos, artículos o debates académicos relevantes que se relacionen con los conceptos y teorías presentados en el libro:

1. Teoría somática
2. Experimentación somática
3. Psicología somática
4. Terapia orientada al cuerpo
5. Prácticas de encarnación
6. Conciencia corporal
7. Conciencia sensorial
8. Conexión mente-cuerpo
9. Educación somática
10. Terapia de experiencia somática
11. Liberación del trauma
12. Integración cuerpo-mente

13. Prácticas somáticas basadas en la atención plena
14. Técnicas de terapia somática
15. Psicoterapia basada en el cuerpo

El uso de combinaciones de estas palabras clave en sus consultas de búsqueda lo ayudará a encontrar artículos académicos y estudios de investigación relevantes sobre la intersección de la terapia somática y la hipertensión.

Recuerde utilizar operadores booleanos como "Y" y "O" para refinar aún más sus búsquedas. Por ejemplo, "Teoría somática Y sexo", "Síntomas somáticos O placer sexual".

FIN